LA DIETA KETO DULCES Y POSTRES 2021/22

Cómo adelgazar comiendo dulces y disfrutando de los postres; Si te encantan los dulces, este libro es para ti. Todas las recetas de postres y dulces más sabrosas de la Dieta Keto se explican de forma sencilla y rápida de preparar.

__Gianni Stefanelli__

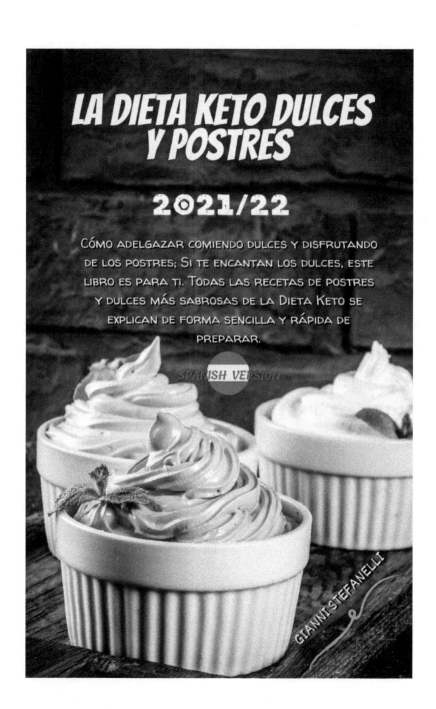

LA DIETA KETO DULCES Y POSTRES

2021/22

Cómo adelgazar comiendo dulces y disfrutando de los postres; Si te encantan los dulces, este libro es para ti. Todas las recetas de postres y dulces más sabrosas de la Dieta Keto se explican de forma sencilla y rápida de preparar.

SPANISH VERSION

GIANNI STEFANELLI

Tabla de contenido

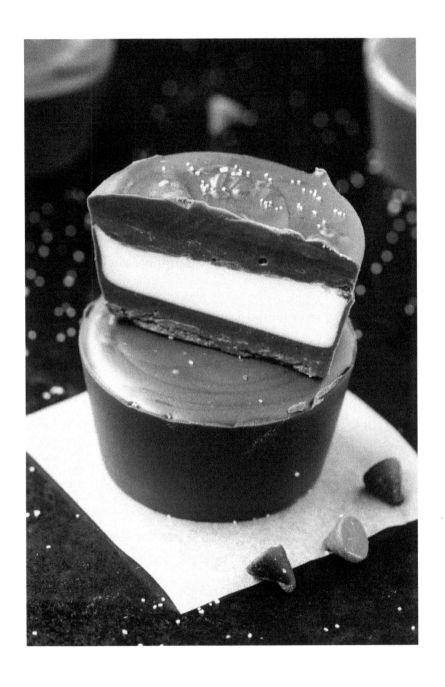

como tal, cualquier falta de atención, uso o mal uso de la información en cuestión por parte del lector hará que las acciones resultantes sean únicamente de su competencia. No hay escenarios en los que el editor o el autor original de este trabajo pueda ser considerado responsable de cualquier dificultad o daño que pueda ocurrirles después de realizar la información aquí descrita.

Además, la información de las siguientes páginas está destinada únicamente a fines informativos y, por lo tanto, debe considerarse universal. Como corresponde a su naturaleza, se presenta sin garantía en cuanto a su validez prolongada o calidad provisional. Las marcas comerciales que se mencionan se realizan sin consentimiento por escrito y de ninguna manera pueden considerarse un respaldo del titular de la marca.

☆ *55% OFF for BookStore NOW at $ 29,95 instead of $ 40,95!* ☆

If you thought that there was no such thing as a

Diet centered on sweets and desserts then this

cookbook will surprise you, the keto diet focused

only on sweets and desserts, prepare and enjoy

Buy is NOW and let your Customers get addicted to this amazing book!

Introducción

La dieta cetogénica es una estrategia nutricional basada en la reducción de carbohidratos en la dieta (generalmente por debajo de 40-50 g por día), que "obliga" al cuerpo a producir de forma independiente la glucosa necesaria para la supervivencia y a aumentar el consumo energético de las grasas contenidas en el tejido adiposo. .

Una dieta cetogénica significa "dieta que produce cuerpos cetónicos" (acetona, acetoacetato y 3-hidroxibutirato) residuos metabólicos de la producción de energía.

La palabra cetosis indica un mecanismo por el cual nuestro cuerpo entra en un estado de bajo nivel de azúcar en sangre de modo que utilizaremos el exceso de reservas de grasa como fuente de energía disponible.

La pérdida de peso será particularmente rápida, especialmente si la dieta es baja en calorías y si se realiza actividad física regular.

Además, los cuerpos cetónicos producidos tienen un fuerte poder anoréxico (saciante).

La dieta cetogénica al ser un esquema dietético terapéutico no sigue los cánones del esquema mediterráneo; las grasas representan el 70% de las calorías, las proteínas el 15-20% y los carbohidratos (que en la dieta mediterránea representan la mayoría) solo el 5%.

Los alimentos que se permiten libremente son la carne y los embutidos, el pescado, los huevos, el queso y los frutos secos.

Los alimentos prohibidos son todos aquellos que contienen azúcares o carbohidratos en general, como pan, pasta, arroz, cebada y cereales en general, patatas, leche de vaca, frutas con alto contenido en azúcares y obviamente todas las formas de azúcares simples.

Se deben desaconsejar las legumbres, pero ocasionalmente se pueden insertar pequeñas porciones controladas.

Las verduras también deben elegirse con cuidado; los que se pueden comer libremente son todos los vegetales de hoja, remolacha, brócoli, cardos, coliflores, repollo, pepinos, grelos, flores de calabaza, hinojo, pimientos verdes, rábano, apio, espinaca y calabacín.

Se debe consumir con precaución Espárragos, alcachofas, coles de Bruselas, cebolletas, judías verdes, berenjenas, pimientos amarillos y rojos, tomates, puerros, nabos y zapallo amarillo.

Como habrás podido aprender leyendo esta introducción, habrás entendido que los dulces y sus derivados no se llevan bien con este tipo de dieta aunque, pensándolo bien, no creo que exista una dieta que se pueda llevar bien con los azúcares. .

Por eso decidí escribir este libro y proponerles algunas recetas alternativas sobre dulces, postres, tortas, galletas, batidos, helados y mucho más con el propósito de demostrar que incluso aplicando la dieta Keto, aún podrás para disfrutar sin ningún problema de recetas particulares como las enumeradas anteriormente.

Te recomiendo que estas recetas se integren con el resto de alimentos que consumes todos los días.

Empecemos...

KETO DIET
FOOD PYRAMID

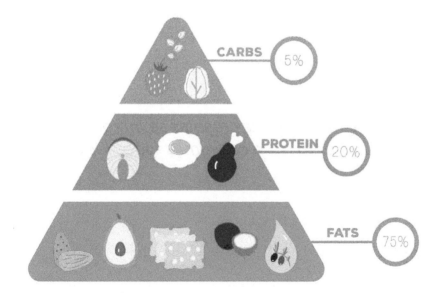

CARBS 5%

PROTEIN 20%

FATS 75%

DULCES Y POSTRE

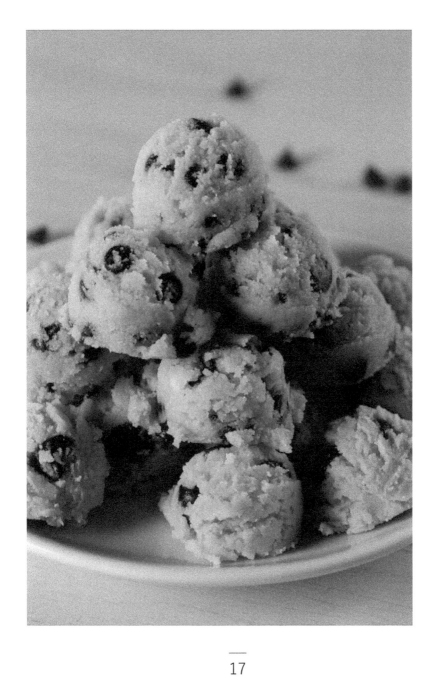

VASO DE CARAMELO NOGAL DE ARCE

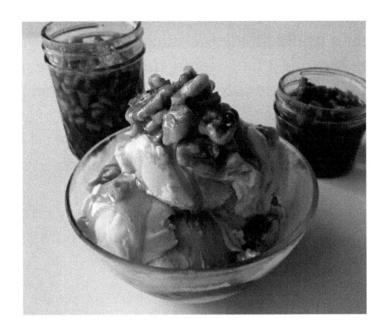

Porciones: 12 tazas
Tiempo de preparación: 5 minutos

INGREDIENTES:

½ taza (1 barra) de mantequilla con sal
4 onzas de mantequilla de coco
¼ taza de edulcorante en polvo a base de eritritol
Una cucharadita de sirope de yacón
2½ cucharaditas de extracto de arce

¼ de taza de nueces tostadas picadas

DESCRIPCIÓN:

Cubre un mini molde para muffins con papel de
hornear o usa 12 moldes de silicona.
En una cacerola a fuego lento, derrita la mantequilla
y la mantequilla de coco, revolviendo hasta que la
mezcla esté suave.
Agrega el edulcorante con el jarabe de yacón (si lo
usas) y el extracto de arce. Agrega las nueces
tostadas.
Divide la mezcla entre los moldes forrados y refrigera
hasta que esté firme, aproximadamente 1 hora.

Valor nutricional:
Calorías: 140 | Grasas: 15 g | Proteínas: 1,9 g |
Carbohidratos: 3,4 g | Fibra: 1,8 g Eritritol: 5 g

TAZAS DE MANTEQUILLA Y MERMELADA

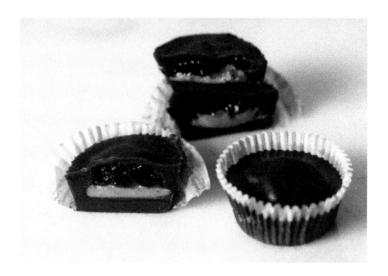

Porciones: 12 tazas
Tiempo de preparación: 10 minutos

INGREDIENTES:

1 taza de frambuesas frescas
1/2 taza de agua
6 a 8 cucharadas de edulcorante en polvo a base de eritritol
Una cucharadita de gelatina de animales alimentados con pasto
1 taza de mantequilla de maní cremosa (salada)
1 taza de aceite de coco.

DESCRIPCIÓN:

Forre un molde para muffins con papel de hornear o use 12 moldes de silicona.

En una cacerola a fuego medio, hierve las frambuesas y el agua y cocina por unos 5 minutos.

Tritura las bayas con un tenedor.

Agregue la taza de edulcorante en polvo hasta que esté bien combinado.

Agrega la gelatina y deja enfriar mientras preparas la mezcla de mantequilla de maní.

En un recipiente para microondas, combine la mantequilla de maní y el aceite de coco.

Microondas a potencia alta durante 60 segundos, hasta que se derrita.

Incorpora 4 cucharadas de edulcorante en polvo.

Vierta aproximadamente 1 cucharada de la mezcla de mantequilla de maní en cada taza y guárdela en el congelador para que se endurezca durante unos 15 minutos.

Divida la mezcla de frambuesa entre las tazas y cubra con la mezcla restante de mantequilla de maní.

Colocar en el frigorífico y dejar reposar unos 30 minutos.

Valor nutricional:

Calorías: 210 | Grasas: 19,4g | Proteínas: 3,6 g | Carbohidratos: 4,9 g | Fibra: 1,7 g | Eritritol: 12g

Paletas de frambuesa simples

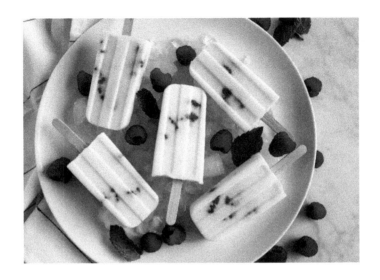

Porciones: 4
Tiempo de preparación: 2 horas.

INGREDIENTES:

1 y ½ tazas de frambuesas
2 tazas de agua

DESCRIPCIÓN:

Poner las frambuesas y el agua en una sartén, llevar a ebullición y cocinar a fuego lento durante 10 minutos a temperatura media.

Vierta la mezcla en una bandeja para cubitos de hielo, coloque palitos de paleta en cada uno y enfríe en el congelador durante 2 horas.

Valor nutricional:
Calorías 60, Grasa 0, Fibra 0, Carbohidratos 0, Proteína 2

Trufas de chocolate

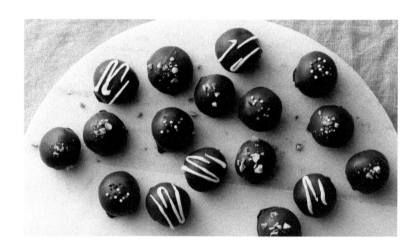

Tiempo de preparación: 10 minutos.
Porciones: 22

INGREDIENTES:

1 taza de chispas de chocolate sin azúcar
2 cucharadas de mantequilla
2/3 taza de crema espesa
2 cucharaditas de brandy
2 cucharadas de viraje
¼ de cucharadita de extracto de vainilla
Polvo de cacao

DESCRIPCIÓN:

Poner la nata espesa en un recipiente resistente al calor, agregar el vinagre, la mantequilla y las chispas de chocolate, revolver, introducir en el microondas y calentar durante 1 minuto.

Dejar reposar por 5 minutos, remover bien y mezclar con brandy y vainilla.

Remueve de nuevo, deja reposar en el frigorífico un par de horas.

Usa un melon baller para dar forma a tus trufas, enróllalas en cacao en polvo y sírvelas.

Valor nutricional:
Calorías 68, Grasa 5,3, Fibra 4,1,
Carbohidratos 6, Proteína 1

Donuts deliciosos

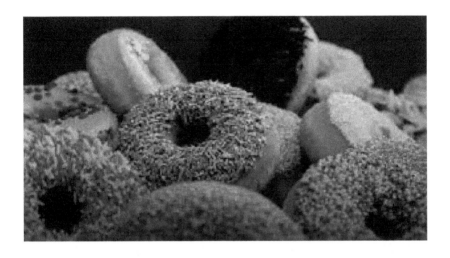

Tiempo de preparación: 10 minutos.
Porciones: 24

INGREDIENTES:

¼ taza de eritritol
¼ de taza de harina de linaza
¾ taza de harina de almendras
1 cucharadita de levadura en polvo
1 cucharadita de extracto de vainilla
2 huevos
3 cucharadas de aceite de coco
¼ taza de leche de coco
20 gotas de colorante rojo para alimentos
Una pizca de sal

1 cucharada de cacao en polvo

DESCRIPCIÓN:

En un tazón, mezcle la harina de linaza con harina de almendras, cacao en polvo, levadura en polvo, eritritol y sal y revuelva.
En otro tazón, mezcle el aceite de coco con la leche de coco, la vainilla, el colorante para alimentos y los huevos y revuelva.
Combine las 2 mezclas, revuelva con una batidora de mano, transfiéralas a una bolsa, haga un agujero en la bolsa y forme 12 donas en una bandeja para hornear.
Introducir en el horno a 350 F y hornear por 15 minutos.
Colócalos en una bandeja y sírvelos.

Valor nutricional:
Calorías 60,8, Grasa 4,3, Fibra 0,
Carbohidratos 1, Proteína 2

Postre de gelatina increíble

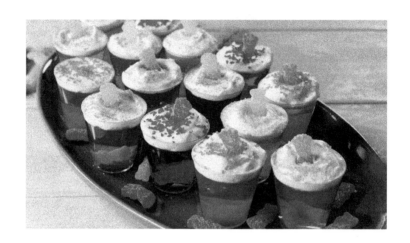

Tiempo de preparación: 2 horas.
Porciones: 12

INGREDIENTES:

Paquete de 2 onzas de gelatina sin azúcar
1 taza de agua fría
1 taza de agua caliente
3 cucharadas de eritritol
2 cucharadas de gelatina en polvo
1 cucharadita de extracto de vainilla
1 taza de crema espesa
1 taza de agua hirviendo

DESCRIPCIÓN:

Coloque los paquetes de gelatina en un tazón, agregue 1 taza de agua caliente, revuelva 35u tinto se disuelve y luego se mezcla con 1 taza de agua fría.

Vierta esto en un plato cuadrado forrado y manténgalo en la nevera durante 1 hora.

35Untar en cubos y dejar de lado por ahora.

Mientras tanto, en un bol, mezcle eritritol con extracto de vainilla, 1 taza de agua hirviendo, gelatina y crema espesa y revuelva muy bien.

Vierta la mitad de esta mezcla en un molde redondo de silicona, esparza los cubitos de gelatina y cubra con el resto de la gelatina.

Conservar en la nevera 1 hora más y luego servir.

Valor nutricional:
Calorías 70, Grasa 1, Fibra 0, Carbohidratos 1, Proteína 2

Delicioso postre de bayas

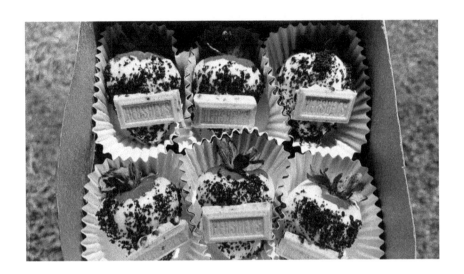

Porciones: 4
Tiempo de preparación: 10 minutos.

INGREDIENTES:

3 cucharadas de cacao en polvo
14 onzas de crema espesa
1 taza de moras
1 taza de frambuesas
2 cucharadas de stevia
Algunas virutas de coco

DESCRIPCIÓN:

En un recipiente de plástico, bata el cacao en polvo con la stevia y la crema espesa.
Divida un poco de esta mezcla en tazones de postre, agregue moras, frambuesas y chips de coco, luego extienda otra capa de crema y cubra con bayas y chips.
Sirve estos fríos.

Valor nutricional:
Calorías 245, Grasa 34, Fibra 2,
Carbohidratos 6, Proteína 2

ALBÓNDIGAS DE PEPPERMINT

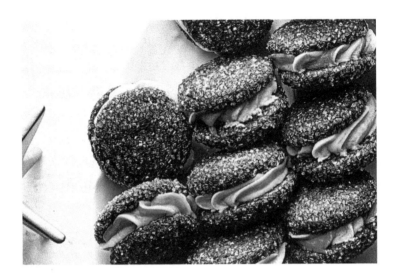

Porciones: 6
Tiempo de preparación: 20 minutos.

INGREDIENTES:

½ taza de aceite de coco, ligeramente ablandado
2 cucharadas de crema de coco
½ taza de edulcorante en polvo a base de eritritol
1 cucharadita de extracto de menta
3 onzas de chocolate amargo sin azúcar, picado
1 cucharada de aceite de coco.

DESCRIPCIÓN:

En un bol, bata el aceite de coco y la crema de coco con un batidor hasta que quede suave.

Agregue el edulcorante y el extracto de menta y procese hasta que esté bien mezclado.

Cubra una bandeja para hornear con papel de hornear.

Extienda una generosa cucharada de mezcla sobre el papel y forme un círculo de 1½ pulgada.

Repita con el resto de la mezcla y congele durante aproximadamente 2 horas.

En un tazón al baño maría, derrita el chocolate y la manteca de cacao juntos, revolviendo hasta que quede suave.

Retira la olla del fuego.

Trabajando con una hamburguesa a la vez, coloque una hamburguesa en el chocolate derretido.

Cubra bien y retire del tazón para eliminar el exceso de chocolate.

Coloque toda la albóndiga en una bandeja para hornear forrada con papel pergamino y deje reposar.

Repita con las empanadas restantes.

Valor nutricional:

Calorías: 120 | **Grasas:** 15g | **Proteínas:** 0,4 g | **Carbohidratos:** 2,9 g | **Fibra:** 1,4 g | **Eritritol:** 11,5 g

Helado de vainilla

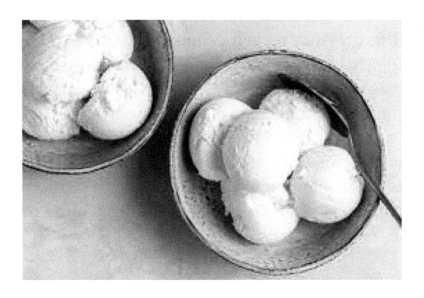

Porciones:
Tiempo de preparación: 3 horas.

INGREDIENTES:

4 huevos, yemas y claras separadas
¼ de cucharadita de crémor tártaro
½ taza de desvío
1 cucharada de extracto de vainilla
1 y ¼ taza de crema batida espesa

DESCRIPCIÓN:

En un tazón, mezcle las claras de huevo con el crémor tártaro y vire y revuelva con su batidora.

En otro bol, bata la nata con el extracto de vainilla y licue muy bien.

Combine las 2 mezclas y revuelva suavemente.

En otro bol, bata muy bien las yemas de huevo y luego agregue la mezcla de dos claras de huevo.

Revuelva suavemente, vierta esto en un recipiente y manténgalo en el congelador durante 3 horas antes de servir su helado.

Valor nutricional:
Calorías 243, Grasa 22, Fibra 0,
Carbohidratos 2, Proteína 4

Postre Granola

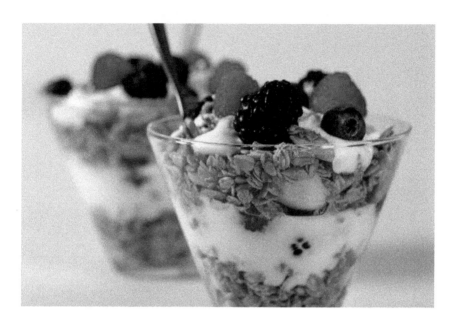

Porciones: 4
Tiempo de preparación: 30 minutos.

INGREDIENTES:

1 taza de coco, sin azúcar y rallado
1 taza de almendras y nueces picadas
2 cucharadas de stevia
½ taza de semillas de calabaza
½ taza de semillas de girasol
2 cucharadas de aceite de coco
1 cucharadita de nuez moscada molida

1 cucharadita de mezcla de especias para pastel de manzana

DESCRIPCIÓN:

En un tazón, mezcle las almendras y las nueces con las semillas de calabaza, las semillas de girasol, el coco, la nuez moscada y la mezcla de especias para pastel de manzana y revuelva bien.
Calienta una sartén con el aceite de coco a fuego medio, agrega la stevia y revuelve hasta que se combinen.
Vierta esto sobre la mezcla de nueces y coco y revuelva bien.
Extienda en una bandeja para hornear forrada con papel pergamino, coloque en el horno a 300 F y hornee por 25 minutos.
Deja enfriar la granola, córtala y sírvela.

Valor nutricional:
Calorías 118, Grasa 2,8, Fibra 2, Carbohidratos 4,1, Proteína 7

Delicioso pudín de tiramisú

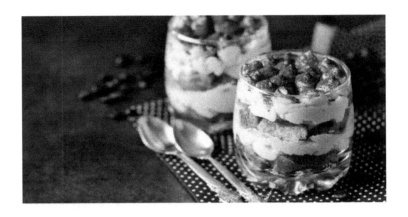

Porciones: 6
Tiempo de preparación: 2 horas.

INGREDIENTES:

8 onzas de queso crema
16 onzas de requesón
2 cucharadas de cacao en polvo
1 cucharadita de café instantáneo
4 cucharadas de leche de almendras
1 y ½ taza de splenda

DESCRIPCIÓN:

En su procesador de alimentos, mezcle el requesón con el queso crema, el cacao en polvo y el café y mezcle muy bien.
Agregue la splenda y la leche de almendras, mezcle nuevamente y divida en tazas de postre.
Conservar en el frigorífico hasta servir.

Valor nutricional:
Calorías 200, Grasa 2, Fibra 2, Carbohidratos 5, Proteína 5

COOKIES LIGERAS Y SABROSAS

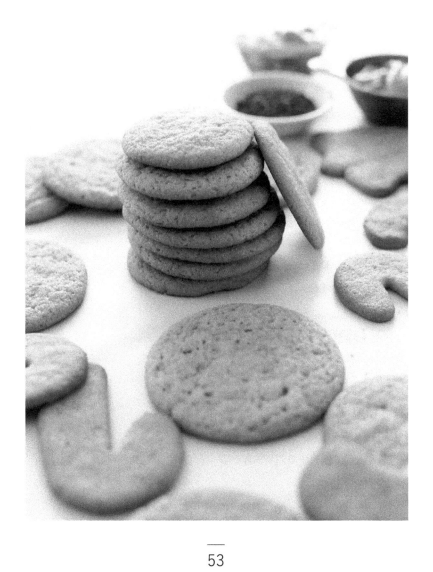

Bollos sabrosos

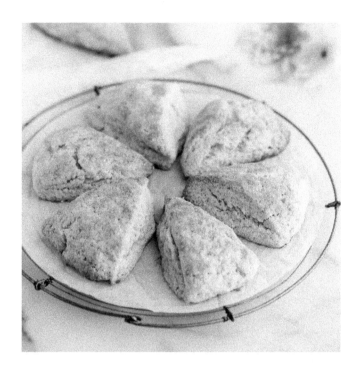

Tiempo de preparación: 10 minutos.
Porciones: 10

INGREDIENTES:

½ taza de harina de coco
1 taza de arándanos
2 huevos
½ taza de crema espesa
½ taza de ghee
½ taza de harina de almendras

Una pizca de sal
5 cucharadas de stevia
2 cucharaditas de extracto de vainilla
2 cucharaditas de polvo de hornear

DESCRIPCIÓN:

En un recipiente de plástico, mezcle la harina de
almendras con la harina de coco, la sal, el polvo de
hornear y los arándanos y revuelva bien.
En otro tazón, mezcle la crema espesa con ghee,
extracto de vainilla, stevia y huevos y revuelva bien.
Combina las dos mezclas y revuelve hasta obtener tu
masa.
Forme 10 triángulos de esta mezcla, colóquelos en
una bandeja para hornear forrada, introdúzcalos en el
horno a 350 F y hornee por 10 minutos.
Sírvelas frías.

Valor nutricional:
**Calorías 130, Grasa 2, Fibra 2, Carbohidratos
4, Proteína 3**

Sabrosas galletas de chocolate

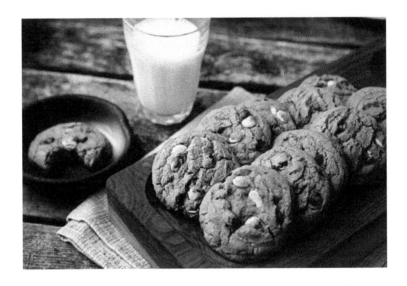

Porciones: 12
Tiempo de preparación: 30 minutos.

INGREDIENTES:

1 cucharadita de extracto de vainilla
½ taza de ghee
1 huevo
2 cucharadas de azúcar de coco
¼ de taza de desviación
Una pizca de sal
2 tazas de harina de almendras
½ taza de chispas de chocolate sin azúcar

DESCRIPCIÓN:

Calentar una sartén con el ghee a fuego medio, revolver y cocinar hasta que se dore.

Retirar del fuego y dejar reposar unos 4 minutos.

En un tazón, mezcle el extracto de vainilla, los huevos y el azúcar de coco, vire y revuelva.

Agregue el ghee derretido, la harina, la sal y la mitad de las chispas de chocolate y revuelva todo.

Transfiera en una sartén, esparza el resto de las chispas de chocolate encima, ponga en el horno a 340 grados F y hornee por 25 minutos.

Cortar cuando esté frío y servir.

Valor nutricional:
Calorías 220, Grasa 12,9, Fibra 2,1,
Carbohidratos 4, Proteína 5

Macarrones simples

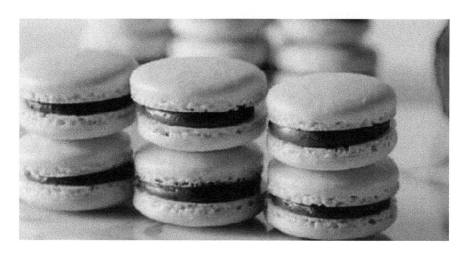

Porciones: 20
Tiempo de preparación: 10 minutos.

INGREDIENTES:

2 cucharadas de stevia
4 claras de huevo
2 tazas de coco rallado
1 cucharadita de extracto de vainilla

DESCRIPCIÓN:

En un bol, mezcla las claras de huevo con la stevia y
bate con tu batidora.
Agregue el extracto de coco y vainilla y revuelva.

Enrolle esta mezcla en bolitas y colóquelas en una bandeja para hornear forrada.

Introducir en el horno a 350 F y hornear por 10 minutos.

Sirve tus macarrones fríos.

Valor nutricional:
Calorías 56, Grasa 7, Fibra 1, Carbohidratos 2, Proteína 1,8

Bolas de masa para galletas

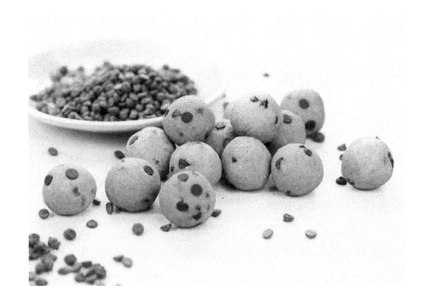

Porciones: 10
Tiempo de preparación: 10 minutos.

INGREDIENTES:

½ taza de mantequilla de almendras
3 cucharadas de harina de coco
3 cucharadas de leche de coco
1 cucharadita de canela en polvo
3 cucharadas de azúcar de coco
15 gotas de stevia de vainilla
Una pizca de sal
½ cucharadita de extracto de vainilla

Para el aderezo:

1 y ½ cucharadita de canela en polvo
3 cucharadas de Swerve granulado

DESCRIPCIÓN:

En un bol, mezcle la mantequilla de almendras con 1 cucharadita de canela, harina de coco, leche de coco, azúcar de coco, extracto de vainilla, vainilla stevia y sal y revuelva bien.
Forma bolas con esta mezcla.
En otro tazón mezcle una cucharadita y media de canela en polvo con un viraje y revuelva bien.
Enrolle las bolas en la mezcla de canela y guárdelas en el refrigerador hasta que las sirva.

Valor nutricional:
Calorías 89, Grasa 1, Fibra 2, Carbohidratos 4, Proteína 2

Galletas sin hornear

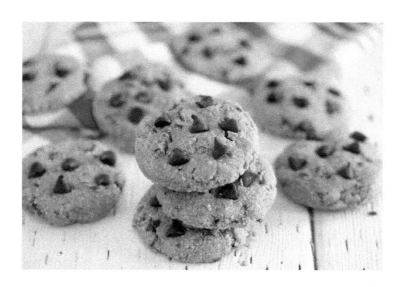

Porciones: 4
Tiempo de preparación: 40 minutos.

INGREDIENTES:

1 taza de viraje
¼ taza de leche de coco
¼ taza de aceite de coco
2 cucharadas de cacao en polvo
1 y ¾ taza de coco, rallado
½ cucharadita de extracto de vainilla
Una pizca de sal
¾ taza de mantequilla de almendras

DESCRIPCIÓN:

Calienta una sartén con el aceite a fuego medio-alto, agrega la leche, el cacao en polvo y desvía, revuelve bien durante unos 2 minutos y retira del fuego. Agrega la vainilla, una pizca de sal, el coco y la mantequilla de almendras y revuelve muy bien. Coloque una cucharada de esta mezcla en una bandeja para hornear forrada, manténgala en el refrigerador por 30 minutos y luego sírvala.

Valor nutricional:
Calorías 150, Grasa 2, Fibra 1, Carbohidratos 3, Proteína 6

Galletas De Merengue De Limón

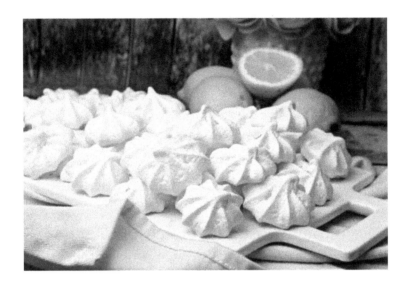

Porciones: 8
Tiempo de preparación: 10 minutos

INGREDIENTES:

Cuatro claras de huevo grandes
Pizca de sal
Extracto líquido de stevia, al gusto
1 cucharadita de extracto de limón

DESCRIPCIÓN:

Precaliente el horno a 240 ° F y cubra una bandeja para hornear con pergamino.

Batir las claras de huevo en un bol hasta que se formen picos suaves.

Agregue la sal y la stevia, luego bata hasta que se formen picos rígidos.

Incorpora el extracto de limón y luego viértelo en una manga pastelera.

Coloca la mezcla en la bandeja para hornear en pequeñas rondas.

Hornee durante 50 a 60 minutos hasta que se seque, luego abra la puerta del horno y deje enfriar 20 minutos.

Valor nutricional:
15 calorías, 0 g de grasa, 2 g de proteína, 0 g de carbohidratos, 0 g de fibra, 0 g de carbohidratos netos

Bocaditos de limón y coco

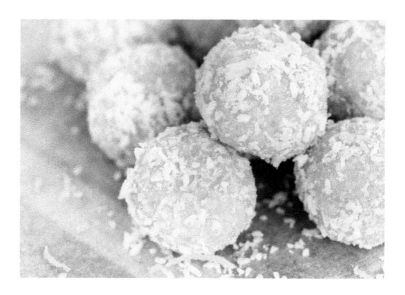

Porciones: 4
Tiempo de preparación: 40 minutos.

INGREDIENTES:

Paquete de 18 oz de queso crema
2 paquetes de True Lemon Sin Gluten
3 paquetes de Stevia al gusto
1/4 taza de coco rallado sin azúcar

DESCRIPCIÓN:

Mezcle el queso crema a temperatura ambiente, el
limón y la Stevia.
Refrigerar.

Enrolle en 16 bolas y cúbralas con coco.

Valor nutricional:
Calorías 130, Grasa 4, Fibra 2, Carbohidratos 3,8 Proteína 6

Galletas de bollo de especias de otoño

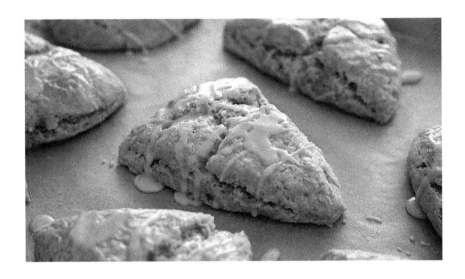

Porciones: 4
Tiempo de preparación: 40 minutos.

INGREDIENTES:

1 calabaza de invierno Sweet Lightning
2 cucharaditas Canela
2 cucharaditas Mezcla de especias
1 cucharada. Spray de aceite de coco para cocinar
2 huevos grandes
1 cucharadita Extracto de vainilla
1 cucharadita Levadura en polvo

1 taza de harina de almendras

1/4 taza de mantequilla

1/4 taza de especias para pastel de calabaza

DESCRIPCIÓN:

Precaliente el horno a 400 grados.

Retire la pulpa de la calabaza.

Cortar la calabaza.

Rocíe con aceite de coco.

Coloque sobre papel pergamino Sazone con canela y garam masala.

Hornee hasta que estén tiernos de 30 a 35 minutos.

Retirar y colocar en un procesador de alimentos y procesar junto con otros ingredientes.

Hornee a 350 grados.

Valor nutricional:
Calorías 140, Grasa 3,8, Fibra 3,
Carbohidratos 3,2 Proteína 4

Biscotti de chocolate

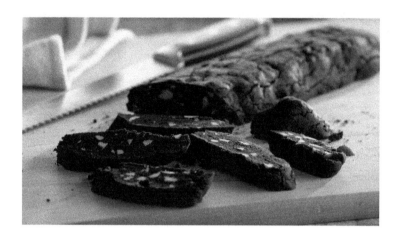

Porciones: 8
Tiempo de preparación: 10 minutos.

INGREDIENTES:

2 cucharadas de semillas de chía
2 tazas de almendras
1 huevo
¼ taza de aceite de coco
¼ de taza de coco rallado
2 cucharadas de stevia
¼ taza de cacao en polvo
Una pizca de sal
1 cucharadita de bicarbonato de sodio

DESCRIPCIÓN:

En su procesador de alimentos, mezcle las semillas de
chía con las almendras y mezcle bien.
Agregue coco, huevo, aceite de coco, cacao en polvo,
una pizca de sal, bicarbonato de sodio y stevia y
mezcle bien.
Con esta masa se forman 8 piezas de biscotti, se
colocan en una bandeja de horno forrada, se
introducen en el horno a 340 grados y se hornea
durante 12 minutos.
Sírvelos calientes o fríos.

Valor nutricional:
**Calorías 208, Grasa 2, Fibra 1, Carbohidratos
3, Proteína 4**

PASTEL Y BATIDO

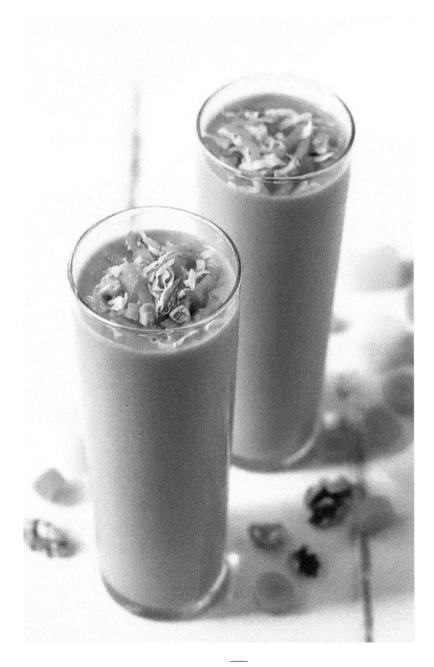

Sorbete de limón

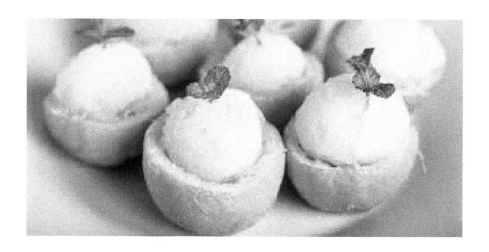

Porciones: 4
Tiempo de preparación: 5 minutos.

INGREDIENTES:

4 tazas de hielo
Stevia al gusto
1 limón, pelado y picado

DESCRIPCIÓN:

En tu licuadora, mezcla el trozo de limón con stevia y
hielo y licúa hasta que todo esté combinado.
Dividir en vasos y servir bien frío.

Valor nutricional:
Calorías 67, Grasa 0, Fibra 0, Carbohidratos 1,
Proteína 1

Batido de postre de verano

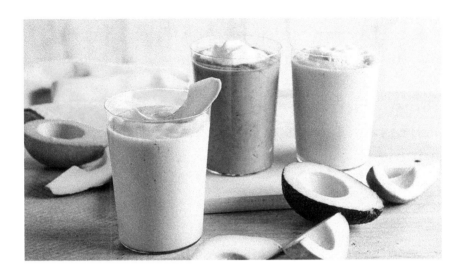

Porciones: 2
Tiempo de preparación: 5 minutos.

INGREDIENTES:

½ taza de leche de coco
1 y ½ taza de aguacate, sin hueso y pelado
2 cucharadas de té verde en polvo
2 cucharaditas de ralladura de lima
1 cucharada de azúcar de coco
1 mango en rodajas finas para servir

DESCRIPCIÓN:

En su batidora, combine la leche con aguacate, té verde en polvo y ralladura de lima y presione bien. Agregue el azúcar, mezcle bien, divida en 2 vasos y sirva con rodajas de mango encima.

Valor nutricional:
Calorías 87, Grasa 5, Fibra 3, Carbohidratos 6, Proteína 8

Mousse de ricotta

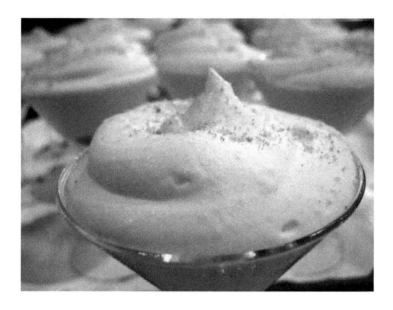

Porciones: 10
Tiempo de preparación: 2 horas.

INGREDIENTES:

1 taza de café caliente
2 tazas de queso ricotta
2 y ½ cucharaditas de gelatina
1 cucharadita de extracto de vainilla
1 cucharadita de espresso en polvo
1 cucharadita de stevia de vainilla
Una pizca de sal
1 taza de nata para montar

DESCRIPCIÓN:

En un bol, mezcla el café con la gelatina, revuelve bien y deja a un lado hasta que el café esté frío.
En un bol, mezcle el espresso, la stevia, la sal, el extracto de vainilla y el ricotta y revuelva con una batidora.
Agregue la mezcla de café y revuelva todo bien.
Agregue la crema para batir y vuelva a licuar la mezcla.
Dividir en tazones de postre y servir después de haberlo guardado en el refrigerador durante 2 horas.

Valor nutricional:
Calorías 160, Grasa 13, Fibra 0, Carbohidratos 2, Proteína 7

Cheesecake de lima simple

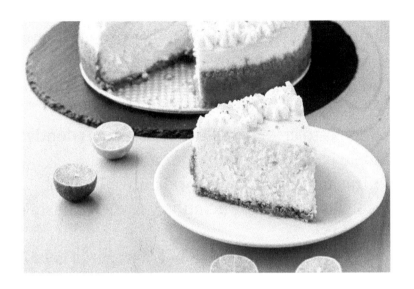

Porciones: 10
Tiempo de preparación: 10 minutos.

INGREDIENTES:

2 cucharadas de ghee, derretido
2 cucharaditas de stevia granulada
4 onzas de harina de almendras
¼ de taza de coco, sin azúcar y rallado
Para el llenado:
1 libra de queso crema
Ralladura de 1 lima
Jugo de 1 lima
2 sobres de gelatina de lima sin azúcar

2 tazas de agua caliente

DESCRIPCIÓN:

Caliente una sartén pequeña a fuego medio, agregue ghee y revuelva hasta que se derrita.

En un bol, mezcle el coco con la harina de almendras, ghee y stevia y revuelva bien.

Presione esto en el fondo de una sartén redonda y guárdelo en el refrigerador por ahora.

Mientras tanto, ponga agua caliente en un bol, agregue las bolsitas de gelatina y revuelva hasta que se disuelva.

Poner el queso crema en un bol, agregar la gelatina y revolver muy bien.

Agregue jugo de limón y ralladura y mezcle con su batidora.

Vierta esto sobre la base, extienda y guarde la tarta de queso en el refrigerador hasta que la sirva.

Valor nutricional:
Calorías 300, Grasa 23, Fibra 2,
Carbohidratos 5, Proteína 7

Pastel De Taza

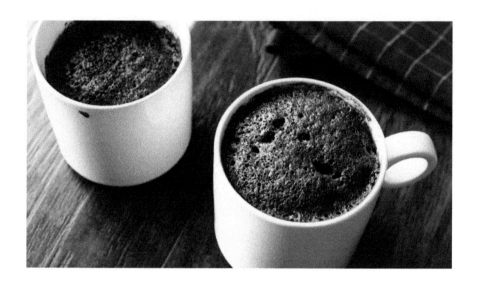

Sirviendo: 1
Tiempo de preparación: 5 minutos.

INGREDIENTES:

4 cucharadas de harina de almendras
2 cucharadas de ghee
1 cucharadita de stevia
1 cucharada de cacao en polvo sin azúcar
1 huevo
1 cucharada de harina de coco
¼ de cucharadita de extracto de vainilla
½ cucharadita de levadura en polvo

DESCRIPCIÓN:

Ponga el ghee en una taza e introdúzcalo en el microondas por un par de segundos.
Agregue stevia, cacao en polvo, huevo, levadura en polvo, vainilla y harina de coco y revuelva bien.
Agregue también la harina de almendras, revuelva nuevamente, introduzca en el
microondas y cocine por unos minutos.

Valor nutricional:
Calorías 460, Grasa 37, Fibra 6.8,
Carbohidratos 10, Proteína 20

Pastel de naranja

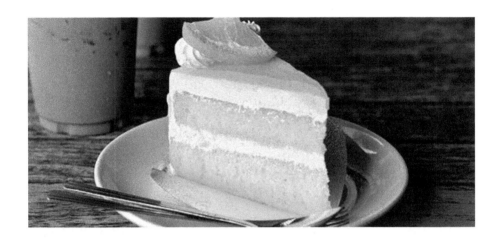

Porciones: 12
Tiempo de preparación: 10 minutos.

INGREDIENTES:

6 huevos
1 naranja, cortada en cuartos
1 cucharadita de extracto de vainilla
1 cucharadita de levadura en polvo
9 onzas de harina de almendras
4 cucharadas de viraje
Una pizca de sal
2 cucharadas de ralladura de naranja
2 onzas de stevia
4 onzas de queso crema

4 onzas de yogur de coco

DESCRIPCIÓN:

En una batidora, pulsa muy bien la naranja.
Agrega la harina de almendras, el viraje, los huevos,
la levadura en polvo, el extracto de vainilla y la sal y
continúa mezclando.
Transfiera esto a dos moldes para hornear redondos
con bisagras, colóquelos en el horno a 370 F y hornee
por 20 minutos.
Mientras tanto, en un bol, mezcle el queso crema con
la ralladura de naranja, el yogur de coco y la stevia y
mezcle bien.
Coloque una capa de pastel en una bandeja, agregue
la mitad de la mezcla de queso crema, agregue la otra
capa de pastel y cubra con el resto de la mezcla de
queso crema.
Esparcir bien, cortar en rodajas y servir.

Valor nutricional:
Calorías 198, Grasa 13,6, Fibra 2,
Carbohidratos 5, Proteína 8

Cuadrados de tarta de queso

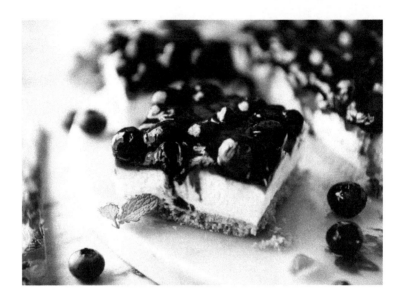

Porciones: 9
Tiempo de preparación: 15 minutos.

INGREDIENTES:

5 onzas de aceite de coco derretido
½ cucharadita de levadura en polvo
4 cucharadas de viraje
1 cucharadita de vainilla
4 onzas de queso crema
6 huevos
½ taza de arándanos

DESCRIPCIÓN:

En un bol, mezcle el aceite de coco con los huevos, el queso crema, la vainilla, el vinagre y el polvo de hornear y mezcle con una licuadora de inmersión. Doblar los arándanos, verter todo en una fuente de horno cuadrada, introducir en el horno a 320 F y hornear durante 20 minutos.
Deja que el pastel se enfríe, córtalo en cuadritos y sírvelo.

Valor nutricional:
Calorías 210, Grasa 2,8, Fibra 0,5, Carbohidratos 2, Proteína 4

Flan de vainilla y leche de coco

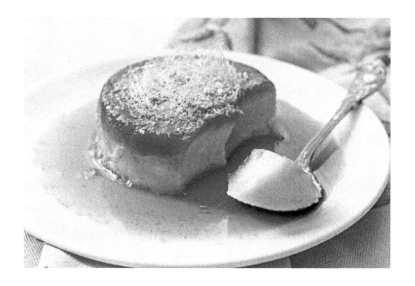

Porciones: 4
Tiempo de preparación: 10 minutos

INGREDIENTES:

½ taza de crema espesa
½ taza de leche entera
¼ taza de eritritol en polvo
1 cucharada de mantequilla
Pizca de goma xantana
2 huevos grandes
½ (14 onzas) de leche de coco
3 cucharadas de coco rallado sin azúcar

1 cucharadita de extracto de vainilla

DESCRIPCIÓN:

Batir la crema espesa, la leche y el eritritol en una cacerola y luego llevar a ebullición.

Cocine a fuego medio-bajo hasta que se reduzca a la mitad, aproximadamente 1 hora.

Agregue la mantequilla y la goma xantana, luego retire del fuego.

Precaliente el horno a 340 ° F y engrase 4 moldes con mantequilla o aceite de coco.

Batir los huevos hasta que estén espumosos, luego incorporar la mezcla de crema junto con la leche de coco, el coco rallado y la vainilla.

Ajuste la dulzura al gusto, luego divida entre los cuatro moldes.

Hornee por 50 minutos hasta que la parte superior de los flanes esté ligeramente dorada.

Cubra con plástico y enfríe hasta que esté listo para servir.

Valor nutricional:
260 calorías, 25 g de grasa, 6 g de proteína, 5,5 g de carbohidratos, 1,5 g de fibra, 4 g de carbohidratos netos

Papaya & Kale Sunset

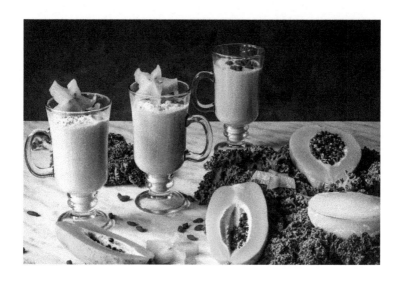

Porciones: 3
Tiempo de preparación: 10 minutos.

INGREDIENTES:

2 tazas / 480 ml de agua de coco fría
½ taza / 120ml de yogur sin grasa
2 tazas / 330 g de trozos de piña, congelados
1 taza / 140 g de papaya, pelada y picada
2 tazas / 86 g de col rizada fresca, cortada y picada
4 cubitos de hielo

DESCRIPCIÓN:

Agrega el agua de coco a una batidora o licuadora.
Agregue todos los demás ingredientes y presione
hasta que quede suave.
Vierta el batido en 3 vasos y sirva inmediatamente.

Valor nutricional:
**215 calorías, 25 g de grasa, 6 g de proteína, 5,5
g de carbohidratos, 1,5 g de fibra**

Mango de aguacate picante

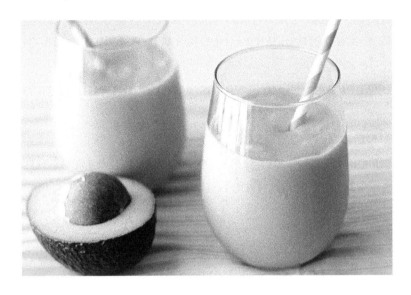

Porciones: 3
Tiempo de preparación: 10 minutos.

INGREDIENTES:

1½ tazas / 360ml de agua filtrada
1 aguacate mediano, pelado, sin hueso y picado
1 taza de mango maduro, en cubos
1 cucharadita de ralladura de lima recién rallada
4 cubitos de hielo

DESCRIPCIÓN:

Agrega el agua a una batidora o licuadora. Agregue todos los demás ingredientes y presione hasta que quede suave.
Vierta el batido en 3 vasos y sirva inmediatamente.

Valor nutricional:
240 calorías, 20 g de grasa, 6 g de proteína, 5,5 g de carbohidratos, 1,5 g de fibra

Jubileo de manzana mixta

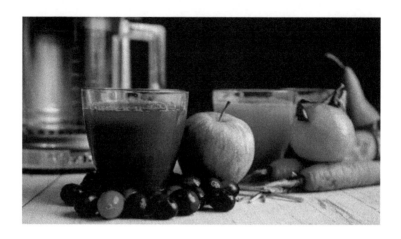

Porciones: 3
Tiempo de preparación: 10 minutos.

INGREDIENTES:

1½ tazas / 360ml de agua filtrada
1 manzana verde, pelada, sin corazón y picada
1 plátano grande, pelado, en rodajas y congelado
1 taza / 45 g de hojas verdes frescas mixtas
1 dátil Medjool, sin hueso y picado (opcional)
4 cubitos de hielo

DESCRIPCIÓN:

Agrega el agua a una batidora o licuadora. Agregue todos los demás ingredientes y presione hasta que quede suave.
Vierta el batido en 3 vasos y sirva inmediatamente.

Valor nutricional:
117 calorías, 10 g de grasa, 6 g de proteína, 1,5 g de fibra, 4 g de carbohidratos netos

Jiggle cereza y arándano

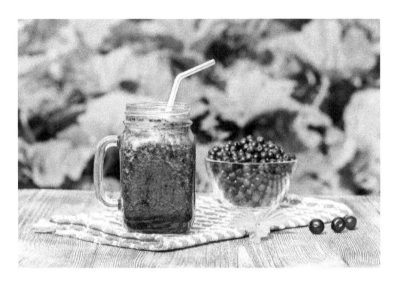

Porciones: 4
Tiempo de preparación: 10 minutos.

INGREDIENTES:

1½ tazas / 360ml de jugo de cereza sin azúcar
2 tazas / 290 g de arándanos, congelados
1 taza / 92 g de uvas rojas sin semillas
1 cucharada de proteína en polvo con sabor a vainilla sin azúcar
2 cucharaditas de semillas de chía
4 cubitos de hielo

DESCRIPCIÓN:

En una batidora o licuadora, agregue todos los
ingredientes y presione hasta que quede suave.
Vierta el batido en 4 vasos y sirva inmediatamente.

Valor nutricional:
316 calorías, 11 g de grasa, 6 g de proteína, 5 g
de 5 carbohidratos, 1,5 g de fibra

Fudge de Mango Nilla

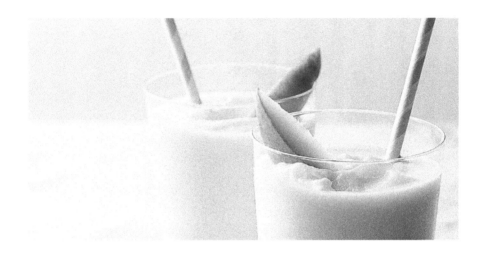

Porciones: 3
Tiempo de preparación: 10 minutos.

INGREDIENTES:

1 taza / 240 ml de leche
½ taza / 120ml de yogur natural
½ taza / 94 g de trozos de mango, congelados
1 taza / 145 g de arándanos, congelados
1 cucharada de proteína en polvo sin azúcar
½ cucharadita de extracto de vainilla
4 cubitos de hielo

DESCRIPCIÓN:

Agregue la leche a una batidora o licuadora. Agregue los ingredientes restantes y presione hasta que quede suave.
Vierta el batido en 3 vasos y sirva inmediatamente.

Valor nutricional:
237 calorías, 11 g de grasa, 6 g de proteína, 5 g de carbohidratos, 1,5 g de fibra

Crema de pistacho y mango

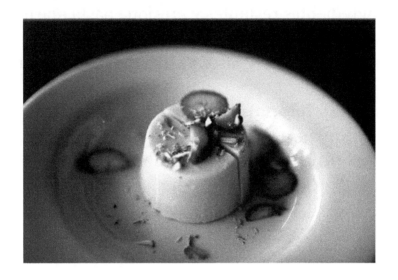

Porciones: 3
Tiempo de preparación: 10 minutos.

INGREDIENTES:

1 taza / 240 g de agua de coco orgánica, sin azúcar
1 cucharadita de jugo de limón fresco
¾ taza / 180ml de yogur natural
2 tazas / 373 g de trozos de mango, congelados
1 cucharada de proteína en polvo sin azúcar
1 cucharada de pistachos sin sal, picados
1 cucharadita de miel o edulcorante preferido
¼ de cucharadita de extracto de vainilla

4 cubitos de hielo

DESCRIPCIÓN:

Agrega el agua de coco a una batidora o licuadora.
Agregue todos los demás ingredientes y presione
hasta que quede suave.
Vierta el batido en 3 vasos y sirva inmediatamente.

Valor nutricional:
**325 calorías, 15 g de grasa, 6 g de proteína, 5 g
de carbohidratos, 1,5 g de fibra**

Sorbete de kiwi y melocotón

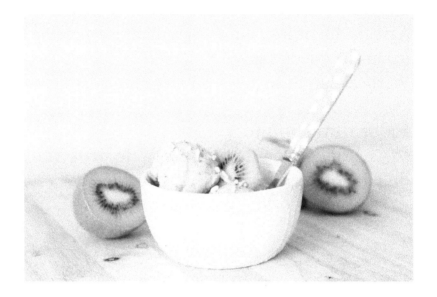

Porciones: 3
Tiempo de preparación: 10 minutos.

INGREDIENTES:

½ taza / 120ml de leche descremada
1 taza / 240 ml de yogur natural sin grasa
1¼ tazas / 213g de melocotón, pelado, sin hueso y
picado
2 kiwis, pelados y picados
4 cubitos de hielo

DESCRIPCIÓN:

Agregue la leche a una batidora o licuadora.
Agregue todos los demás ingredientes y presione
hasta que quede suave.
Vierta el batido en 3 vasos y sirva inmediatamente.

Valor nutricional:
185 calorías, 8 g de grasa, 3 g de proteína, 5 g
de carbohidratos, 1,5 g de fibra

Cantaloupe Swizzle

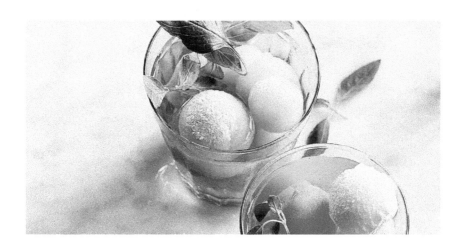

Porciones: 3
Tiempo de preparación: 10 minutos.

INGREDIENTES:

½ taza / 120ml de jugo de zanahoria fresco
1 taza / 240 ml de yogur natural sin grasa
2 tazas / 312 g de melón maduro, sin semillas, pelado
y picado
1 taza / 123 g de frambuesas
4 cubitos de hielo

DESCRIPCIÓN:

Agregue el jugo de zanahoria a una batidora o licuadora. Agregue todos los demás ingredientes y presione hasta que quede suave.
Vierta el batido en 3 vasos y sirva inmediatamente.

Valor nutricional:
178 calorías, 8 g de grasa, 3 g de proteína, 5 g de carbohidratos, 1,5 g de fibra

Latte de calabaza con nueces

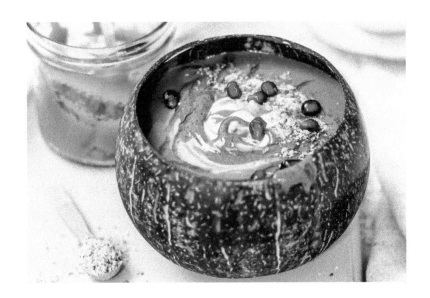

Porciones: 3
Tiempo de preparación: 10 minutos.

INGREDIENTES:

1½ tazas / 360ml de leche de soja
¾ taza / 180 g de puré de calabaza
1 plátano grande, pelado, en rodajas y congelado
¼ taza / 34 g de anacardos picados
2 cucharadas de jarabe de arce o edulcorante
preferido (opcional)
1 cucharadita de especias para pastel de calabaza

4 cubitos de hielo

DESCRIPCIÓN:

Agregue la leche de soja a una batidora o licuadora.
Agregue todos los demás ingredientes y presione
hasta que quede suave.
Vierta el batido en 3 vasos y sirva inmediatamente.

Valor nutricional:
344 calorías, 8,1 g de grasa, 3,5 g de proteína,
5 g de carbohidratos, 1,3 g de fibra

Arándano Coco Swoosh

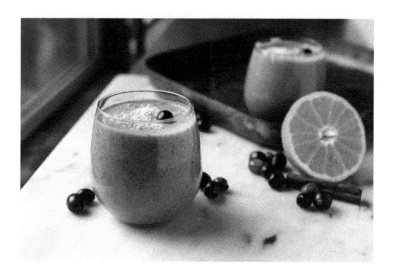

Porciones: 3
Tiempo de preparación: 10 minutos.

INGREDIENTES:

1 taza / 240 ml de leche de coco sin azúcar
1 taza / 240 ml de jugo de naranja fresco
1½ tazas / 165 g de arándanos frescos
1 plátano grande, pelado, en rodajas y congelado
4 dátiles, sin hueso y picados (o edulcorante preferido al gusto)
1 cucharadita de extracto de vainilla

DESCRIPCIÓN:

Agregue la leche de coco y el jugo de naranja a una batidora o licuadora. Une todos los ingredientes restantes y pulsa hasta que quede suave.
Vierta el batido en 3 vasos y sirva inmediatamente.

Valor nutricional:
491 calorías, 9,1 g de grasa, 4,5 g de proteína, 5,9 g de carbohidratos, 1,5 g de fibra

Cabaña Fruity Kale

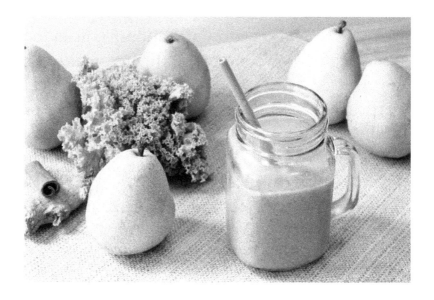

Porciones: 3
Tiempo de preparación: 10 minutos.

INGREDIENTES:

1½ tazas / 360ml de agua de coco
1 pera, pelada, sin corazón y picada
1 taza / 140 g de papaya, pelada y picada
1 plátano, pelado, cortado en rodajas y congelado
2 tazas / 134 g de col rizada fresca, cortada y picada
2 cucharadas de mantequilla de almendras
1 cucharada de miel o edulcorante preferido al gusto
(opcional)

4 cubitos de hielo

DESCRIPCIÓN:

Agrega el agua de coco a una batidora o licuadora.
Agregue todos los demás ingredientes y mezcle hasta
que quede suave.
Vierta el batido en 3 vasos y sirva inmediatamente.

Valor nutricional:
317 calorías, 6,1 g de grasa, 4 g de proteína, 5 g
de carbohidratos, 1,5 g de fibra

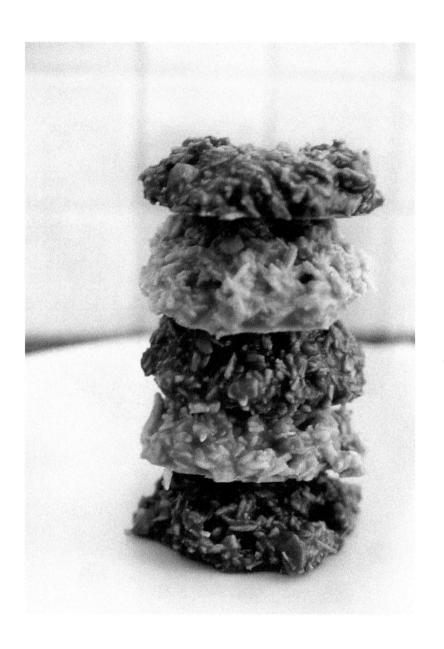

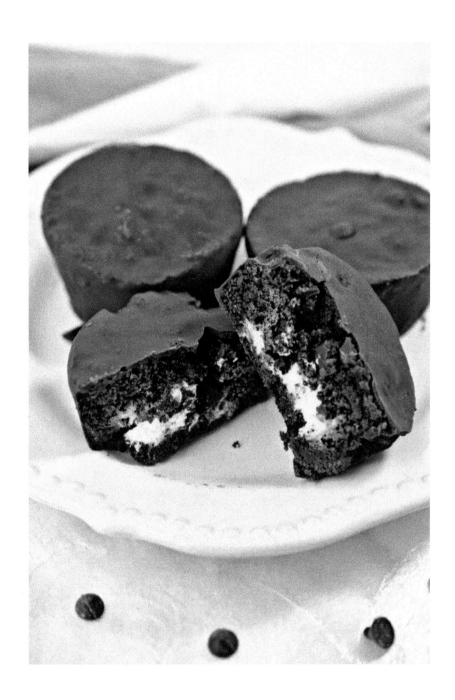

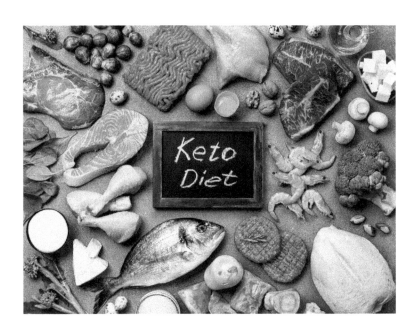

Conclusiones

Espero que en este recetario hayas sido

 capaz de apreciar la amplia variedad de recetas,

He intentado todo lo posible para facilitar

el uso y preparación, y por supuesto, la

resultado final y eso es la pérdida de peso ....

Mi consejo es integrar estas recetas con

el resto de la comida, pero si tienes un dulce

diente, creo que te has ganado el premio gordo con esto

libro....

Gracias y nos vemos en el próximo libro.

Lightning Source UK Ltd.
Milton Keynes UK
UKHW021125110521
383520UK00001B/159